寝ながらできる認知症予防❹

1分間 筋トレ&ストレッチ プラス

山崎律子・上野 幸[編]

余暇問題研究所[著]　東郷聖美[絵]

ミネルヴァ書房

はじめに

　私たちは、健康で、より豊かな、ゆとりある生活を送りたいと常々願っています。しかし気がつくと、歩くのが億劫（おっくう）になっていたり、転びやすくなっていたりします。若い頃とは違う、年だから仕方がないなどと、あきらめていませんか。

　これは年齢ではなく、筋力の低下が原因です。低下を防ぐためには、筋トレをして筋肉を鍛えていくことが大切です。

　その一方で、いざ筋トレをはじめてみようと思っても、どのようにしたらよいか迷ってしまうことも事実です。

　そこで『寝ながらできる認知症予防③　1分間 筋トレ&ストレッチ』では、まず筋トレに親しんでいただきました。その中で、もっと筋トレを楽しみたいとの声に応えて、シリーズ第4巻となる『筋トレ&ストレッチ プラス＋』をつくりました。

　ストレッチ、筋トレ、リラックスの構成は変わりませんが、強度や動きの違いを楽しんでいただくことができます。

　さあ、筋トレを楽しもうという気持ちになりましょう。決して無理をせずに、じっくりとページをめくって取り組んでください。その先にはきっと、ゆとりある生活が見えてくるに違いありません。

　この本が出来上がるまでには、今まで以上に多くの励ましやご指導、ご協力がありました。深く感謝いたします。

余暇問題研究所
山崎律子・上野 幸

本書の使い方

　この本は、「寝ながらできる認知症予防」をテーマに、横になったまま簡単に取り組める28の体操を収録しています。筋トレとストレッチを中心に、リラックス効果のある体操も盛り込み、シリーズ第3巻と比べて強度を高めました。読んで笑える、やってみて楽しめるように、ユーモラスなイラストを交えて解説しています。

体操のページ
▼
p10-p65

　1つの体操を見開き2ページに収め、イラストとともに体操の流れを解説。どんな体操かすぐにわかり、本を開いたまま使用できる構成にしています。1週間で7つ取り組むことを想定して、PART.1から4に28の体操を分類しました。

その体操で、体のどの部位を動かすのかが分かるアイコンを添えています。

「筋トレ」「ストレッチ」「リラックス効果のある体操」のどれにあてはまるのか、該当するアイコンに色が着けられています。

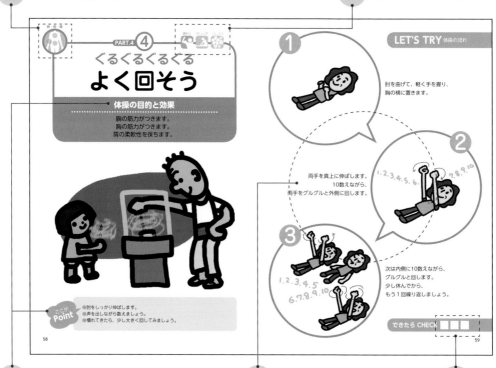

体操の目的と効果、取り組むときのPointをまとめています。

体操の流れは、すべて3ステップで解説しています。

取り組んだ体操には、チェックをつけましょう。

「はじめる前」
と
「終わった後」
▼
p8-p9

体操をスムーズにはじめて、終了後にはクールダウンすることができるように、「はじめる前」の準備と「終わった後」の息抜きの流れもまとめました。体操前と体操後に、ぜひやってみてください。

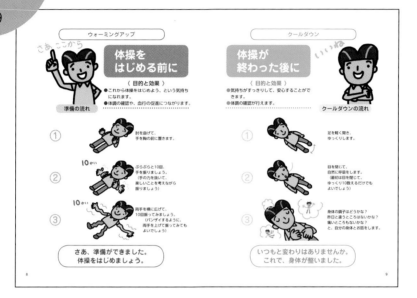

巻末の
体操リスト
▼
p66-p67

この本に掲載している体操の種類や、体のどの部位を動かす体操なのかが一望できるように、リストをつくりました。体操の全体像を把握するのに活用してください。

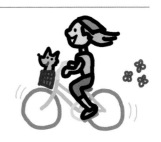

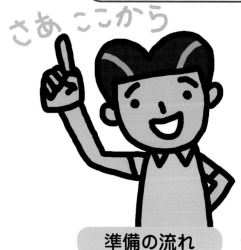

さあ ここから

体操を はじめる前に

〈 目的と効果 〉

●これから体操をはじめよう、という気持ちになれます。

●体調の確認や、血行の促進につながります。

準備の流れ

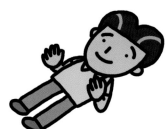

肘を曲げて、
手を胸の前に置きます。

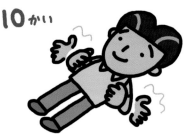

ぶらぶらと10回、
手を振りましょう。
（手の力を抜いて、
楽しいことを考えながら
振りましょう）

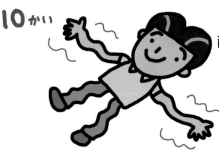

両手を横に広げて、
10回振ってみましょう。
（バンザイするように、
両手を上げて振ってみても
よいでしょう）

さあ、準備ができました。
体操をはじめましょう。

体操が
終わった後に

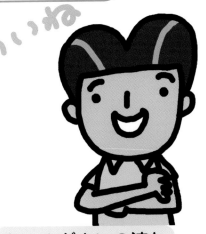

いいね

〈 目的と効果 〉

● 気持ちがすっきりして、安心することができます。

● 体調の確認が行えます。

クールダウンの流れ

 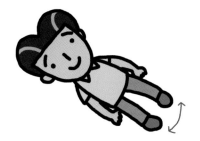

足を軽く開き、
ゆっくりします。

 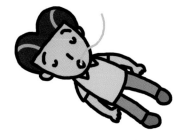

目を閉じて、
自然に呼吸をします。
（最初は目を閉じて、
ゆっくり10数えるだけでも
よいでしょう）

 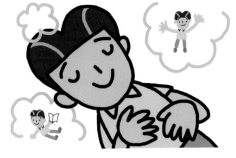

身体の調子はどうかな？
昨日と違うところはないかな？
痛いところもないかな？
と、自分の身体とお話をします。

いつもと変わりはありませんか。
これで、身体が整いました。

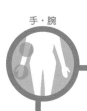

PART.1 ①

筋トレ　**ストレッチ**　リラックス

おせんべい
焼けたかな

体操の目的と効果

手首や前腕の柔軟性を保ちます。
血行がよくなります。
楽しい気持ちになります。

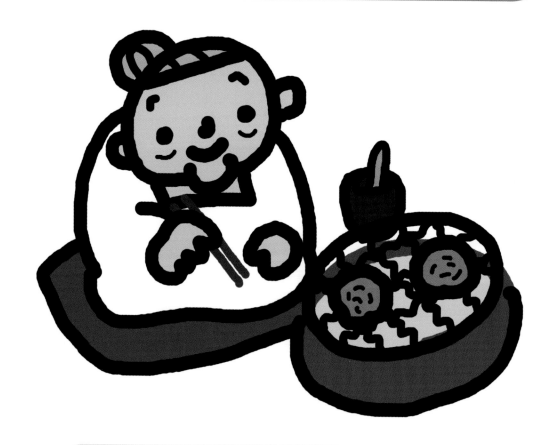

ここが Point

● ゆっくりと両手を回しましょう。
● 慣れてきたら、大きく回します。
● さらに肘を伸ばして動かしてみましょう。

1

肘を曲げて、両手を胸の前に出し、
手のひらを顔のほうへ向けます。

2

両手を内転させて、
手の甲を顔のほうへ向けます。

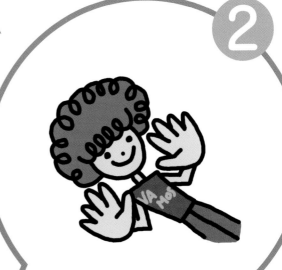

3

両手の向きを戻してから、
手のひらから手の甲へと、
10回クルクルと動かします。

10かい

できたら CHECK

背・腰

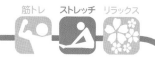

筋トレ　**ストレッチ**　リラックス

PART.1 ②

ゆったり
横にゴローン

体操の目的と効果

肩・背中・腰の血行がよくなります。
肩・背中・腰の柔軟性を保ちます。
ゆったりとした気持ちになります。

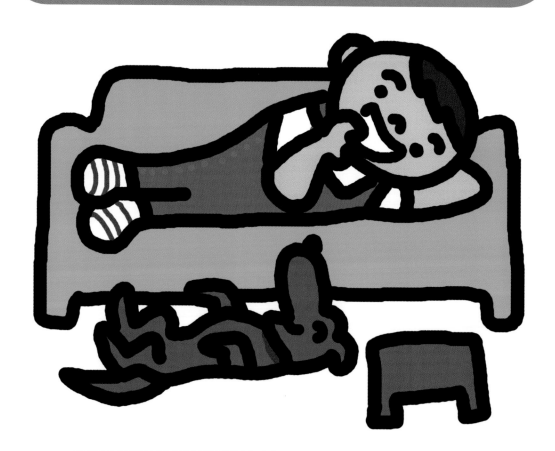

ここが Point

● 横を向いたら、フーと息を吐いて力を抜きましょう。
● 息を吐いたら、自然に呼吸をします。
● 背中に伸びを感じましょう。

1

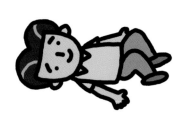

両膝を少し曲げて、
立てます。

2

体全体を、ゆっくり右に回して、
横を向きます。
左手も右へ向けます。
この状態で10数えます。

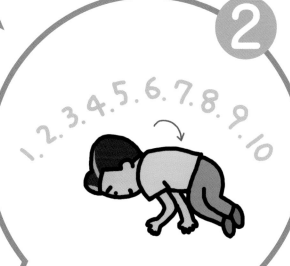

1. 2. 3. 4. 5. 6. 7. 8. 9. 10

3

1. 2. 3. 4. 5. 6. 7. 8. 9. 10

1. 2. 3. 4. 5. 6. 7. 8. 9. 10

2かい

ゆっくり体を元に戻して、
今度は左を向きます。
右向き左向きを、
2回繰り返しましょう。

できたら CHECK ☐ ☐ ☐

腕・胸

PART.1 ③

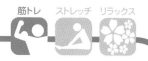

筋トレ　ストレッチ　リラックス

手と手を押し合って
力相撲

体操の目的と効果

上腕の押す力を保ちます。
胸の筋力を保ちます。
手首の柔軟性がつきます。

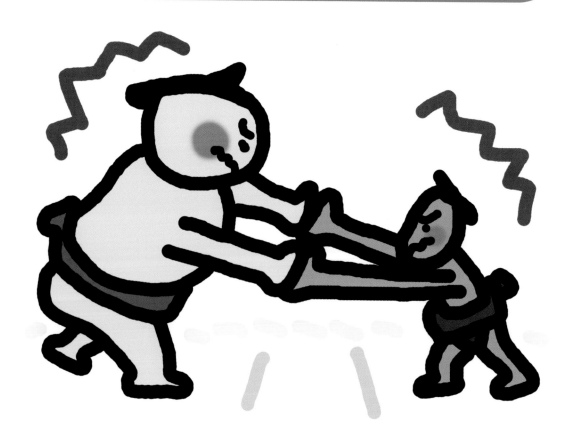

ここが Point

● 手を押し合うとき、肘と肘が一直線になるように心がけましょう。
● 声を出しながら数を数えます。
● 急に力を入れないようにしましょう。

1

胸の前で肘を横に張って、
両手のひらを合わせます。

2

1. 2. 3. 4. 5. 6. 7. 8. 9. 10

両手を押し合いながら、
10数えます。

3

1. 2. 3. 4. 5. 6. 7. 8. 9. 10

3かい

休みながら、
両手の押し合いを
3回繰り返します。

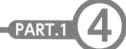

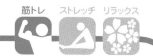

筋トレ　ストレッチ　リラックス

力いっぱい
両手の綱引き

体操の目的と効果

上腕の引く力を保ちます。
指の力を保ちます。
物を持ち運ぶのが楽になります。

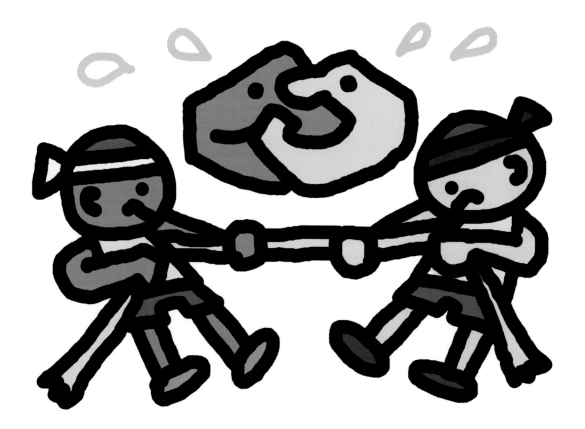

ここが Point

●勢いをつけて引かないように、注意しましょう。
●声を出しながら数を数えます。
●終わったら手をブラブラと振りましょう。

1

両手の指（人差し指から小指）を
カギ型にして、
胸の前で肘を横に張り、
右手を上にして指どうしを
引っかけます。

2

両手を引き合いながら、
10数えます。

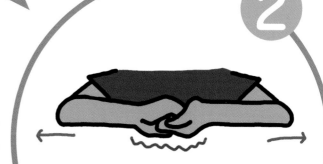

1. 2. 3. 4. 5. 6. 7. 8. 9. 10

3

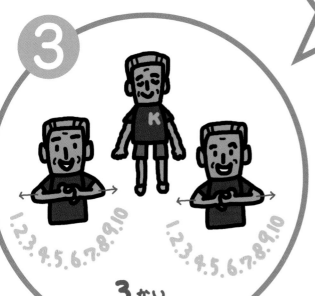

1.2.3.4.5.6.7.8.9.10

3 かい

今度は左手を上にして
引き合いながら、10数えます。
休みながら、
右手と左手を上にした引き合いを
3回繰り返します。

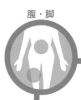

腹・脚

PART.1 ⑤

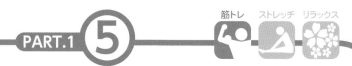

筋トレ　ストレッチ　リラックス

ランランランと
自転車こぎ

体操の目的と効果

脚筋力がつきます。
腹筋力がつきます。
楽しい気持ちになります。

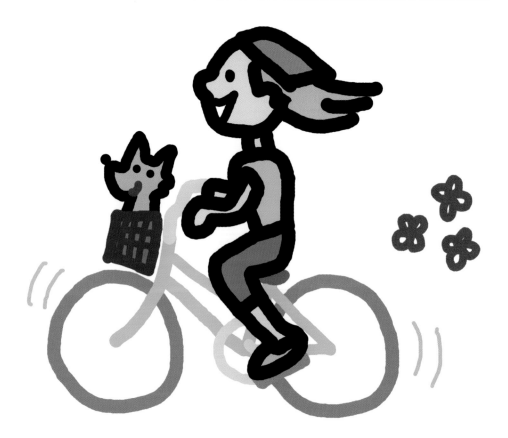

ここが Point

● 小さい動きからはじめましょう。
● 背中が浮かないように、腹筋に力を入れます。
● 慣れてきたら、大きな動きにしましょう。

1

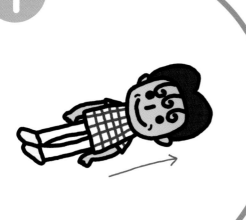

背筋を伸ばして、
両手を体の横につけます。

2

両膝を曲げて、
少し浮かします。

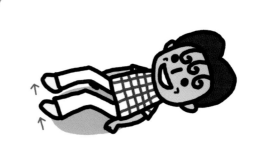

3

1.2.3.4.5.6.7.8.9.10

自転車をこぐように、
イチで右足左足をクルクルと
動かします。
同様にして、
10までの数を数えましょう。
少し休んでから、
2回繰り返します。

2かい

できたら CHECK ☐☐☐

19

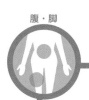

PART.1 ⑥

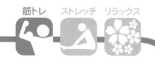

とっても大事
力強いふくらはぎ

体操の目的と効果

脚筋力がつきます。
腹筋力がつきます。
つまずかなくなります。

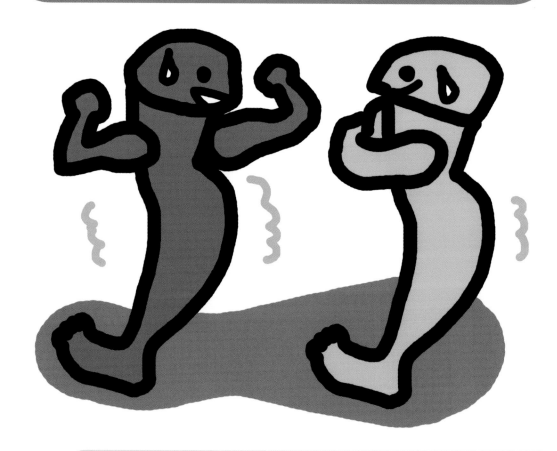

ここが Point

● ゆっくりはじめましょう。
● つま先は、できるだけしっかり上げます。
● 慣れてきたら、リズミカルに動かしましょう。

1

両膝を曲げて、
足を立てます。

2

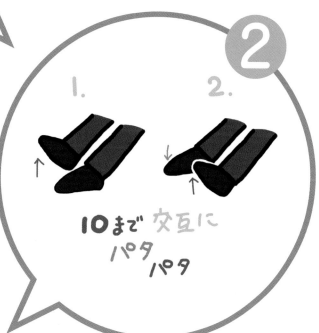

イチで右足のつま先を上げ、
ニでパタと下ろし、
同時に左足のつま先を上げます。
交互にパタパタと
ジュウまで繰り返し、
少し休んでから、もう1回やります。

10まで 交互に パタパタ

3

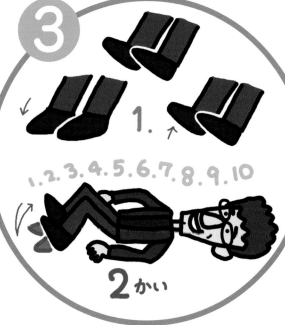

1. 2. 3. 4. 5. 6. 7. 8. 9. 10

2かい

今度は両足のつま先を上げます。
イチで両つま先をパタと下ろし、
上に上げます。
ジュウまで繰り返し、
少し休んでから、もう1回やります。

できたら CHECK □□□

筋トレ　ストレッチ　リラックス

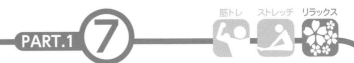

息を吸って吐いて
あくびですっきり

体操の目的と効果

腕・肩・胸・脇腹などの緊張が、やわらぎます。
血行がよくなります。
気分転換になります。

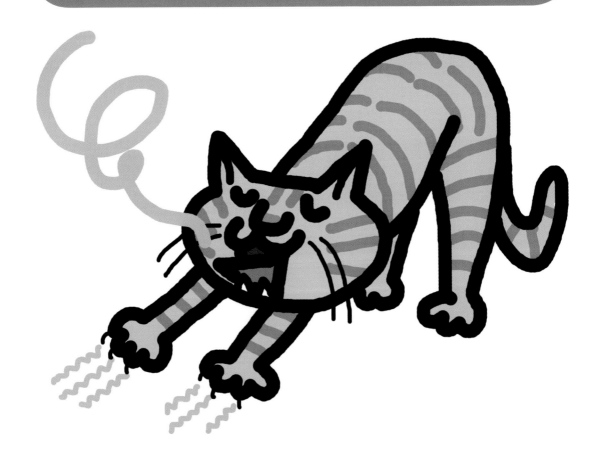

ここが
Point

●あーと言いながら、あくびをするとよいでしょう。
●慣れてきたら、フーとできるだけ長く吐き出してみます。
●息を吐き出したら、全身の力を抜きましょう。

1

あ

あーと、
あくびをしてみましょう。

2

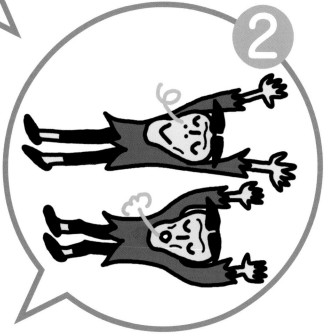

両手を上に伸ばしながら
鼻から息を吸って、
口からフーと吐き出します。

3

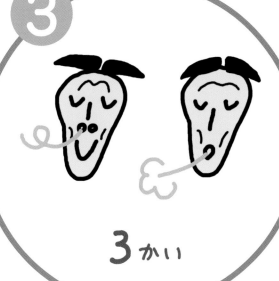

3かい

鼻から吸って口から吐き出す
一連の流れを、
3回繰り返します。

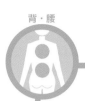

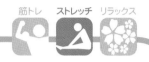

筋トレ　ストレッチ　リラックス

抱え込むように
まるくまるく

体操の目的と効果

背中・腰の血行がよくなります。
背中・腰の柔軟性を保ちます。
気持ちよさを感じることができます。

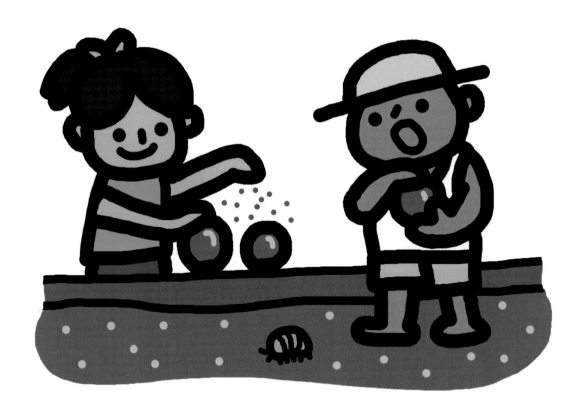

ここが
Point

● 背中と腰に伸びを感じましょう。
● 背中を丸めるときは、息を吐きましょう。
● 丸めた後にゆっくり伸びると、さらにリラックスできます。

1

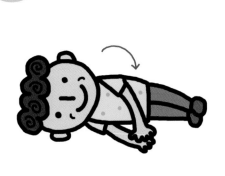

体をゆっくり、
右に向けます。

2

横を向いたまま、
両膝を抱え込むように曲げながら、
背中を丸めていきます。
この状態で、5数えます。

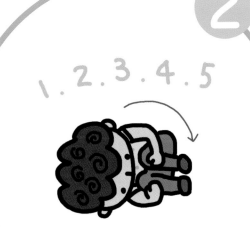

3

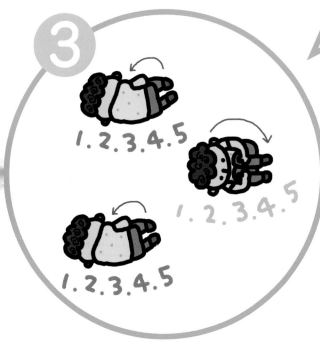

今度は左を向いて、
同じように丸まり、
5数えます。
右と左を2回繰り返しましょう。

できたら CHECK ☐ ☐ ☐

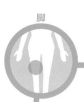

PART.2 ②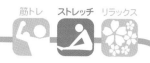

両足を開き

伸びて三角

体操の目的と効果

そけい部（太ももの付け根）や足の血行がよくなります。
脚部の柔軟性を保ちます。
足がすっきりとします。

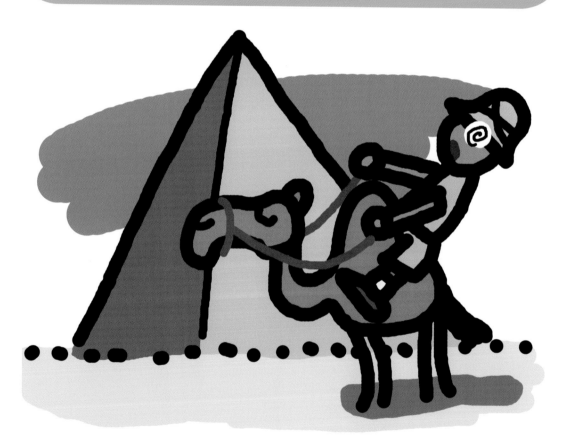

ここが Point
- 力まずに足を開きます。
- 自然に呼吸をしましょう。
- 慣れてきたら、両足を開いてみましょう。

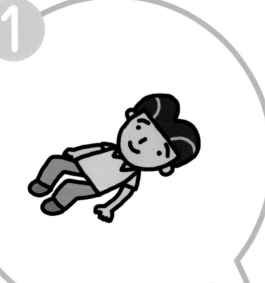

両膝を曲げて、
足を立てます。

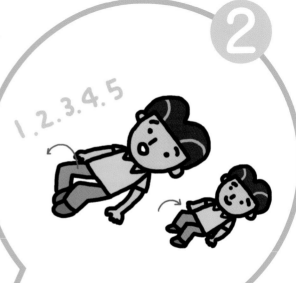

右足を外側に開き、
5数えて戻します。

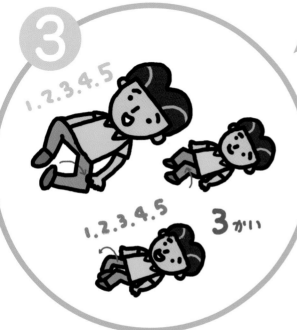

次に左足を外側に開き、
5数えて戻します。
右足を開いてから
左足を開くまでを、
3回繰り返しましょう。

できたら CHECK

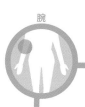腕

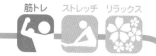
筋トレ　ストレッチ　リラックス

繰り出そう
ワンツーパンチ

体操の目的と効果

腕の筋力がつきます。
肩の柔軟性を保ちます。
楽しい気持ちになります。

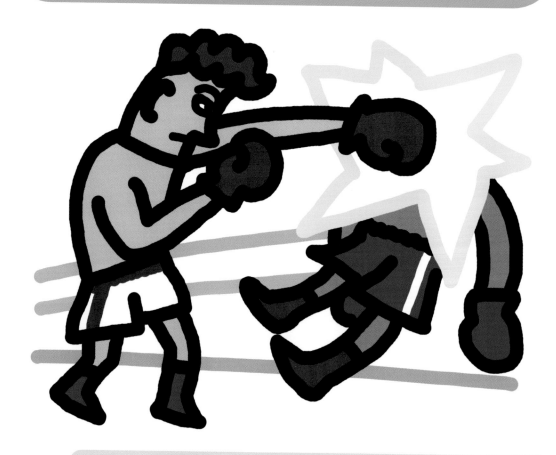

ここがPoint

●はじめは右手、左手と声に出しましょう。
●慣れてきたら、ワン、ツーとリズミカルにパンチを繰り出してみます。
●同じ手でパンチを、2回続けて繰り出してみましょう。

①

足と背筋を伸ばします。
それから肘を曲げて、
手を軽く握ります。

②

右手でパンチをするように、
真上に突き出し、
元に戻します。

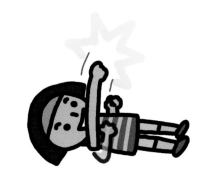

③

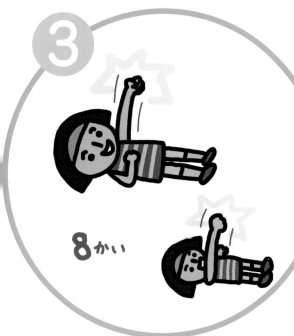

次に左手のパンチを繰り出します。
右手と左手で
交互に8回繰り返します。
少し休んでから、
もう8回繰り返しましょう。

8かい

できたら CHECK ☐ ☐ ☐

PART.2 ④

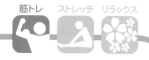

床に向かって
ギューッと押して

体操の目的と効果

上腕の筋力がつきます。
肩・背筋の筋力がつきます。
腹筋力がつきます

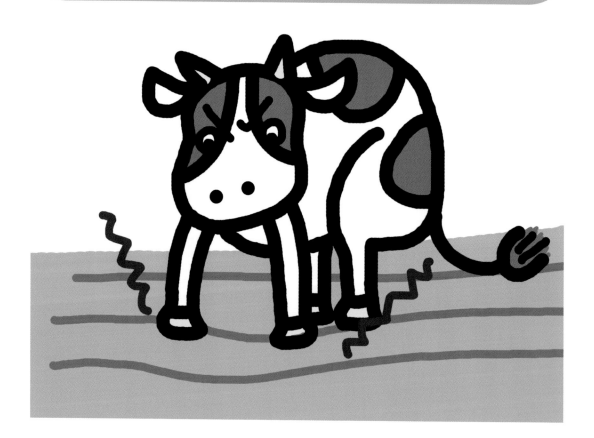

ここが
Point

●はじめは軽く押してみます。
●慣れてきたら、しっかり力を入れてみましょう。
●声に出して、数を数えましょう。

1

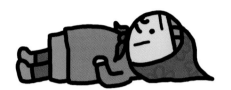

両手の肘を曲げます。

2

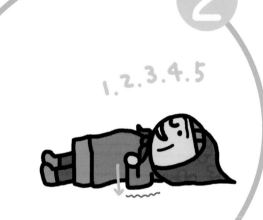

上腕の外側と肘に力を入れて、
下へ押しつけます。
下へ押しつけた状態で、
5数えます。

3

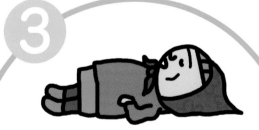

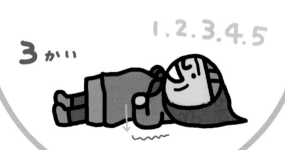

3かい

力を抜いて休んでから、
これを3回繰り返します。

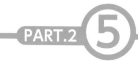

PART.2 ⑤

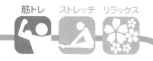
筋トレ　ストレッチ　リラックス

両膝を立てて

ゆっくりお尻上げ

体操の目的と効果

脚筋力がつきます。
腹筋力やお尻の筋肉がつきます。
姿勢がよくなります。

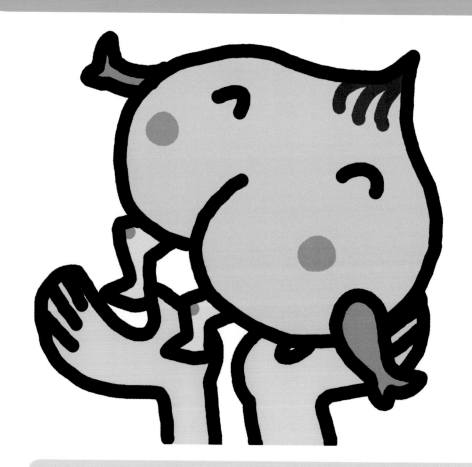

ここが Point

●ゆっくり動かしましょう。
●慣れてきたら、お尻を上げたときに、背中を伸ばすように意識してみましょう。
●声に出して、数を数えます。

1

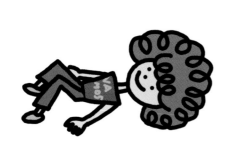

足を肩幅に開いて、
両膝を立てます。

2

お尻に力を入れながら、
ゆっくり上に上げて
5数えます。

1.2.3.4.5

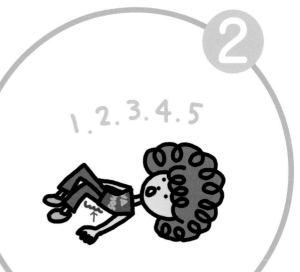

3

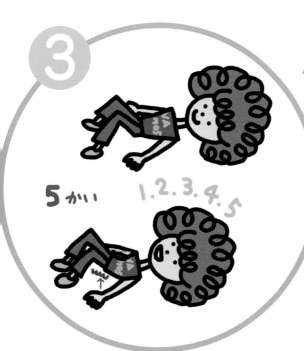

5かい　1.2.3.4.5

お尻を下げて少し休んでから、
5回繰り返します。

できたら CHECK □□□

33

筋トレ　ストレッチ　リラックス

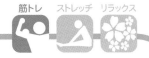

両腕も使って
軽やかウォーキング

体操の目的と効果

脚筋力がつきます。
腹筋力がつきます。
歩くことが楽しくなります。

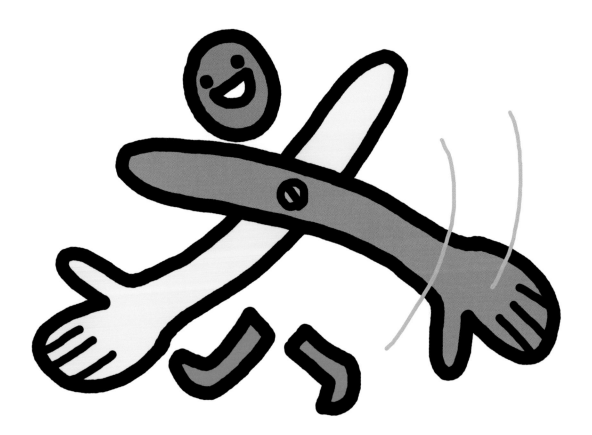

ここが Point

● 慣れてきたら、リズミカルに足を動かします。
● さらに大きく動かすように、意識してみましょう。
● にこやかな気持ちを忘れずにいましょう。

1

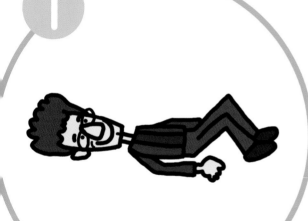

両膝を曲げて、
足を立てます。

2

10かい

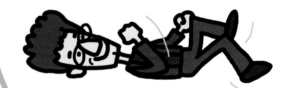

両肘を曲げて、
軽く腕を動かしながら、
10回足踏みをします。

3

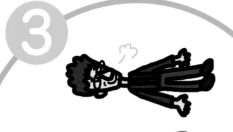

10かい × 3

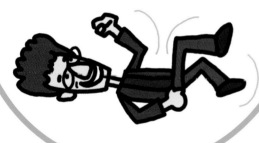

少し休んでから、
ウォーキングの動作を
3回繰り返します。

できたら CHECK ☐ ☐ ☐

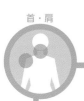

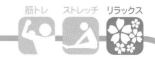

ポンポン

気持ちも弾んでく

体操の目的と効果

首筋から肩上側部分の血行がよくなります。
肩の柔軟性を保ちます。
とても気持ちよくなれます。

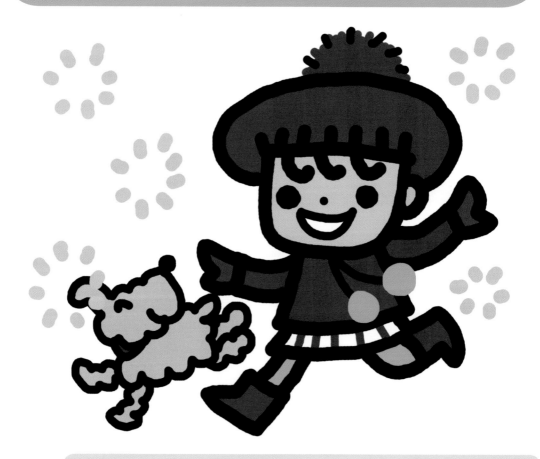

ここが Point

- はじめは軽くたたきましょう。
- 気持ちよさを感じるように、心がけます。
- 慣れてきたら、ポンポンポンとリズミカルにたたくようにします。

1

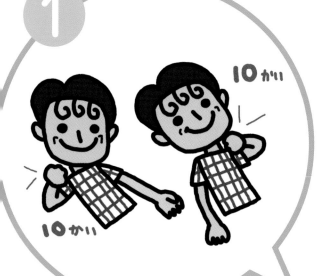

右手で右の首筋を
ポンポンと10回たたきます。
次に左手で左の首筋を
同様に10回たたきます。

2

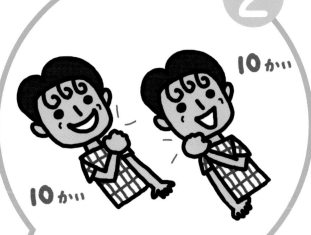

今度は右手で左肩を
ポンポンと10回たたきます。
次に左手で右肩を
同様に10回たたきます。

3

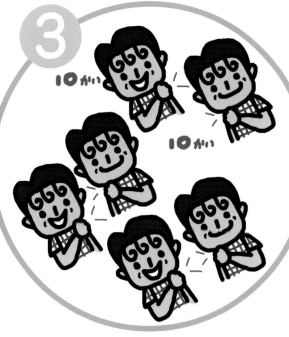

右手で左肩、
左手で右肩のポンポンを、
交互に3回繰り返します。

できたら CHECK ☐☐☐

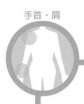

PART.3 ①

筋トレ　ストレッチ　リラックス

ドリルパワーで
突き進もう

体操の目的と効果

肩・肘・手首の柔軟性がつきます。
血行がよくなります。
気分転換になります。

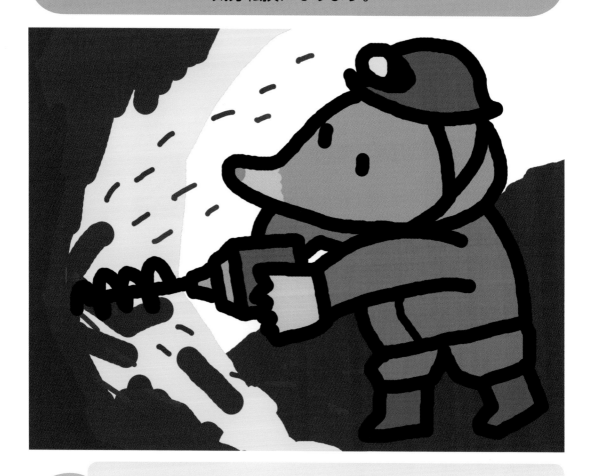

ここが Point

● 無理にひねらないように気をつけます。
● 肩と腕を気持ちよく伸ばすようにしましょう。
● 肘を伸ばすことを意識します。

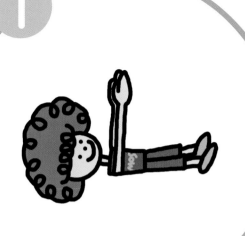

1

両手を前に伸ばし、
手のひらを合わせます。

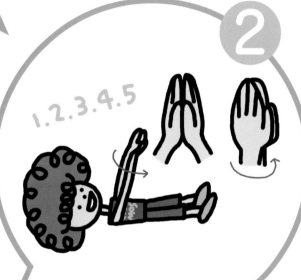

2

そのまま左手を上にするように、
両手を右にひねります。
この状態で5数えます。

1.2.3.4.5

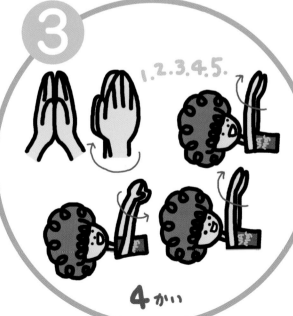

3

1.2.3.4.5.

今度は両手を左にひねって、
5数えます。
右と左にひねるのを、
4回繰り返しましょう。

4かい

できたら CHECK ☐ ☐ ☐

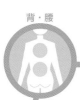
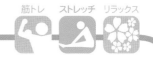
心も体も
のーびのび

体操の目的と効果

背中・腰の血行がよくなります。
背中・腰の柔軟性を保ちます。
気分がすっきりします。

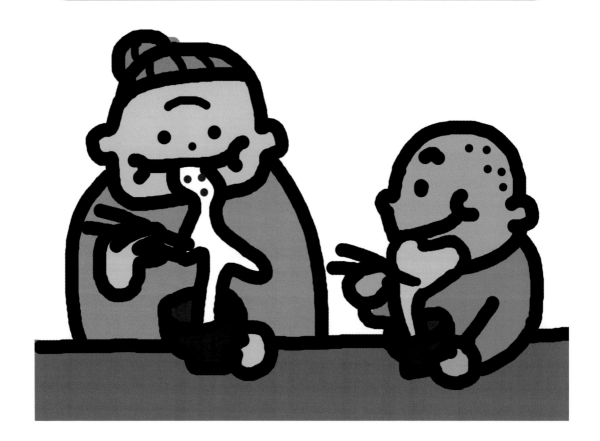

ここが
Point

● 背中と腰に伸びを感じましょう。
● 右足を交差させたときに、顔は右を向きましょう。
● 慣れてきたら、大きく交差させます。

①

右足を左足に
交差させるように重ね、
右手は背伸びをするように
上に伸ばします。
この状態で5数えます。

②

ゴロンと体を元に戻したら、
今度は左足を右足に
交差させるように重ね、
左手を上に伸ばします。
この状態で5数えます。

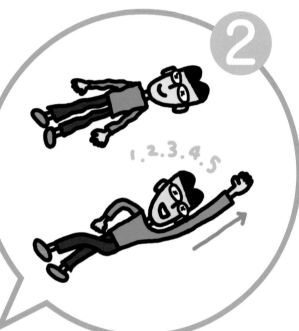

③

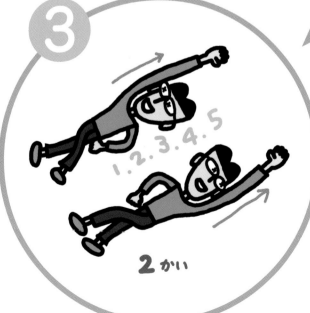

右足の交差から、
左足の交差までを、
2回繰り返します。

2かい

できたら CHECK ☐ ☐ ☐

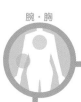

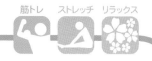

PART.3 ③

両腕でゆっくり

開けゴマ

体操の目的と効果

上腕の筋力がつきます。
胸の筋力がつきます。
肩の柔軟性を保ちます。

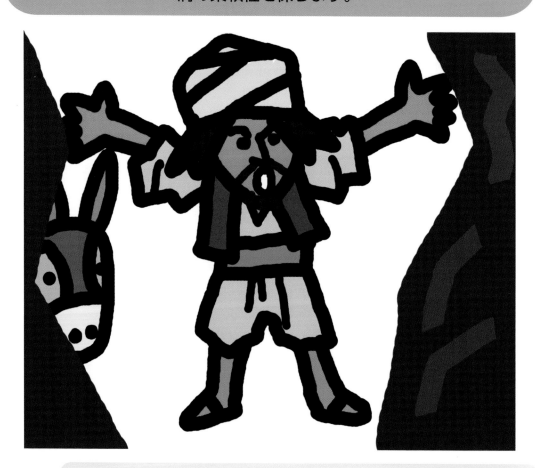

ここが Point

● 無理に前腕をつけなくても、大丈夫です。
● 肘を直角に保つように心がけましょう。
● 呼吸は自然に行いましょう。

1

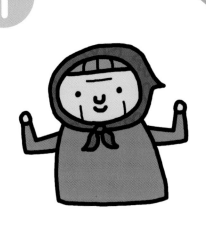

両手を軽く握り、
肘を直角に曲げます。

2

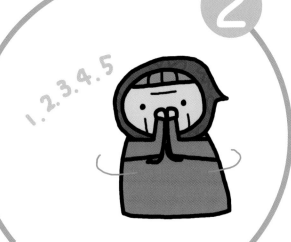

肘を曲げたまま、
胸の前で前腕がつくように
両手を近づけます。
この状態で5数えます。

3

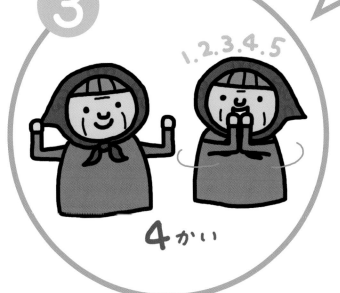

4かい

腕をゆっくりと開きます。
休みながら、
この動作を4回繰り返します。

できたら CHECK

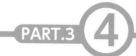
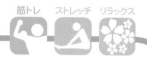

手を大きく回して
スーイスーイ

体操の目的と効果

肩・腕の筋力がつきます。
肩の柔軟性を保ちます。
泳ぐ動作を楽しめます。

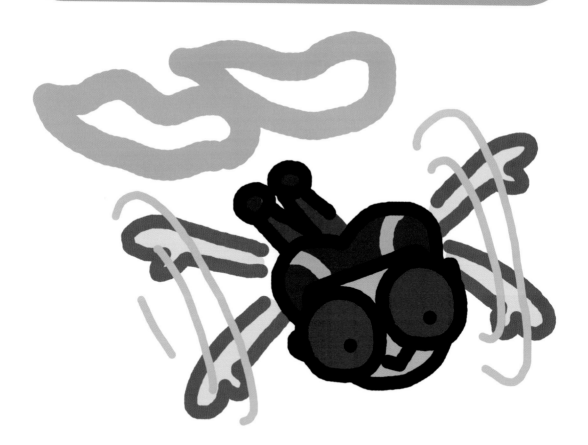

ここが
Point

● ゆっくりと、できる範囲で手を回しましょう。
● 慣れてきたら、肘を伸ばすようにしてみましょう。
● 大きく息を吸いながら手を上に上げ、吐きながら下ろします。

1

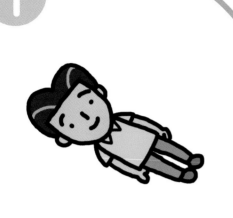

気をつけの姿勢になるように、
両手を体につけます。

2

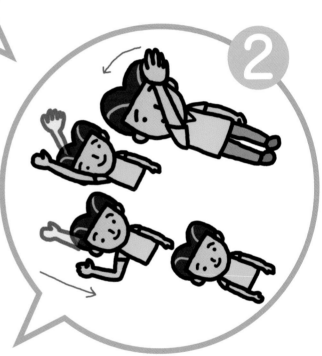

右手を大きく真上に上げながら、
背伸びの状態になるまで
回すように伸ばします。
肘を曲げながら、元に戻します。

3

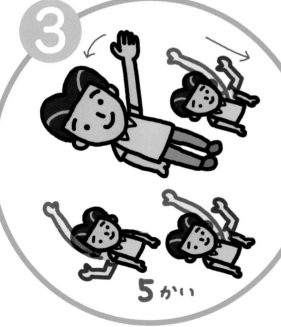

5かい

左手も大きく真上に上げて、
回すように伸ばします。
元に戻したら、右手と左手で
交互に5回ずつ回します。

できたら CHECK ▢▢▢

45

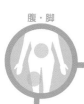

PART.3 ⑤

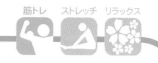

天高く交互に
足を伸ばす

体操の目的と効果

脚筋力がつきます。
腹筋力がつきます。
足の柔軟性を保ちます。

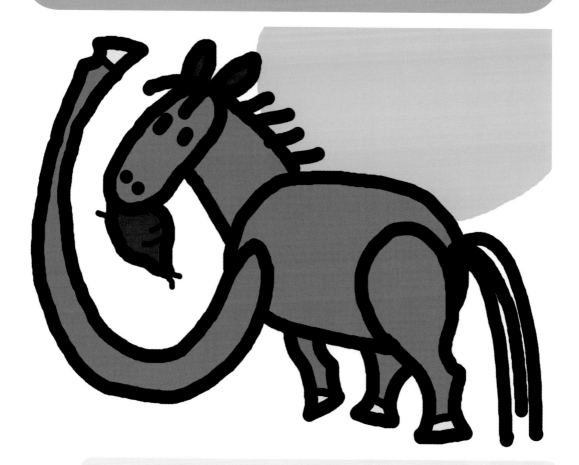

ここが Point

●はじめは両手で、大腿部を持つようにしてみましょう。
●腹筋に力を入れて、背中が反らないように気をつけます。
●慣れてきたら、両足を一緒に上げてみましょう。

1

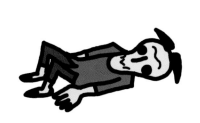

両膝を曲げて、
足を立てます。

2

ゆっくり右足を真上に上げて、
5数えたら、元に戻します。

1.2.3.4.5

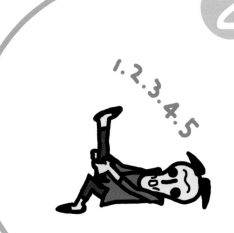

3

1.2.3.4.5

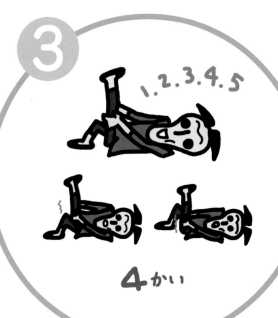

4かい

次に左足も真上に上げて、
5数えたら、元に戻します。
右足と左足を、
交互に4回繰り返しましょう。

できたら CHECK

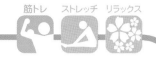
あれあれ
おへそはどこに

体操の目的と効果

腹筋力がつきます。
背筋力がつきます。
肩の柔軟性を保ちます。

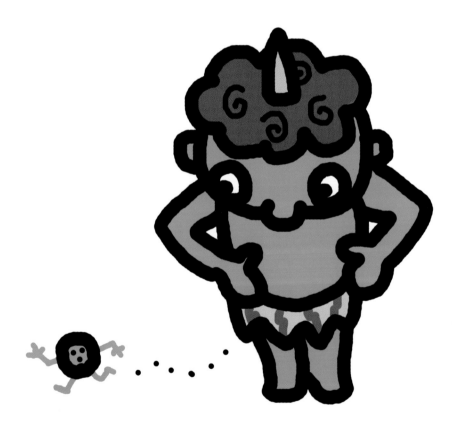

ここが
Point

●はじめは両手で、体側または大腿部を触るようにしてもよいでしょう。
●声に出して数を数えます。
●おなかを締めるようにして、顔だけを上げるようにしましょう。

1

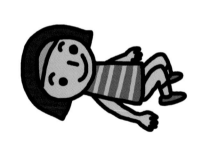

両膝を曲げて、
足を立てます。

2

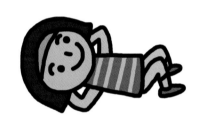

頭の後ろで
両手を組みます。

3

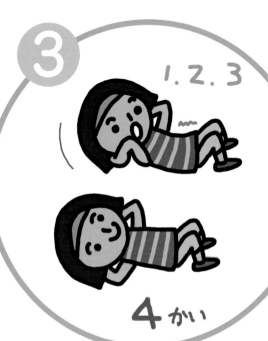

おへそを見るように、
ゆっくり顔を起こします。
3数えたら、元に戻します。
これを4回繰り返しましょう。

できたら CHECK ☐☐☐

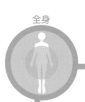

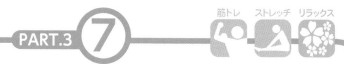

ブラブラブラブラ

気持ちいい

体操の目的と効果

手・指の血行がよくなります。
足先の血行がよくなります。
全身の血行がよくなり、ゆったりとした気持ちになれます。

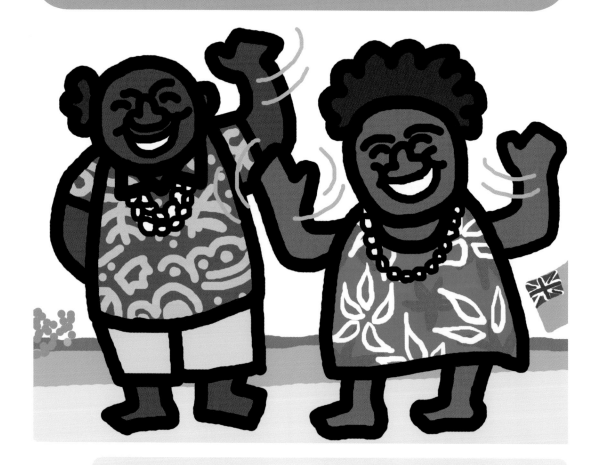

ここが
Point

●はじめる前に背筋を伸ばしましょう。
●力を抜いて、よく振るようにします。
●終わったらゆっくりしましょう。

1

1.2.3.4.5.6.7.8.9.10

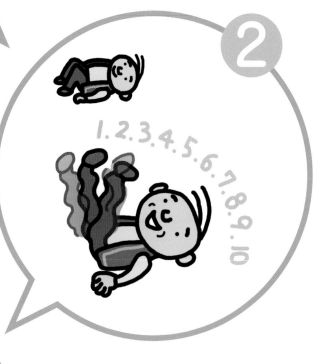

肘を曲げて両手を真上に上げ、
ブラブラと振ります。
この状態で10数えます。

2

1.2.3.4.5.6.7.8.9.10

次に膝を曲げて両足を上げ、
ブラブラと振ります。
この状態で10数えます。

3

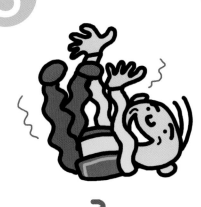

3かい

両手と両足のブラブラを、
3回繰り返します。

できたら CHECK □□□

51

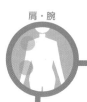

肩・腕

PART.4 ①

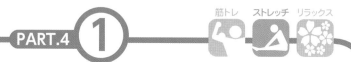

筋トレ　ストレッチ　リラックス

ぐぐっと手前に
忍者の肩入れ

体操の目的と効果

上腕の血行がよくなります。
肩の柔軟性を保ちます。
脇腹の血行がよくなります。

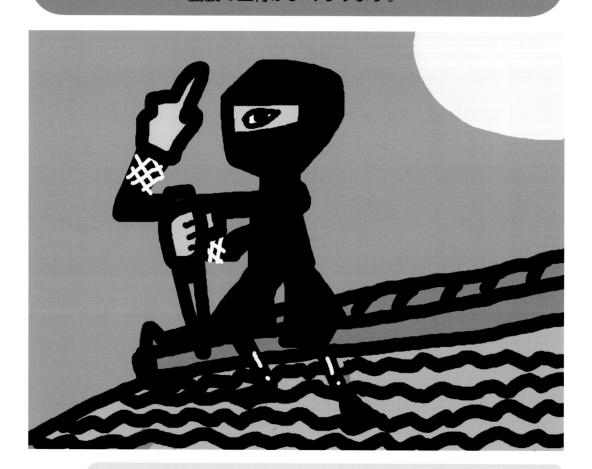

ここが
Point

●腕を手前に引くときは、息を吐くようにしましょう。
●力まずに動かすことを意識します。
●はじめは手を添えるだけでもよいでしょう。

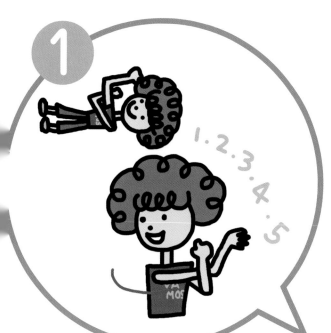

右肘を曲げて、真上に上げます。
次に左手を右肘に外側から添えて、
手前に引きます。
この状態で5数えます。

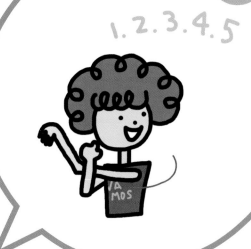

今度は左肘を曲げて、真上に上げ、
右手を左肘の外側から添えて、
手前に引きます。
この状態で5数えます。

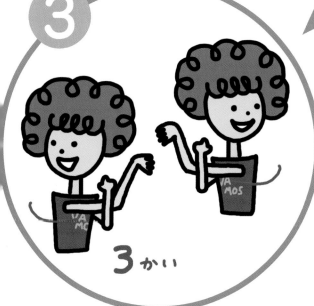

右肘と左肘を手前に引く動作を、
交互に3回繰り返します。

できたら CHECK

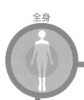

全身

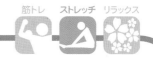

筋トレ　ストレッチ　リラックス

PART.4 ②

手から足まで
全身伸ばす

体操の目的と効果

・・・・・・・・・・・・・・・・・・・・・・・・・・・・・・

血行がよくなります。
肩の柔軟性を保ちます。
すっきりとした気分になります。

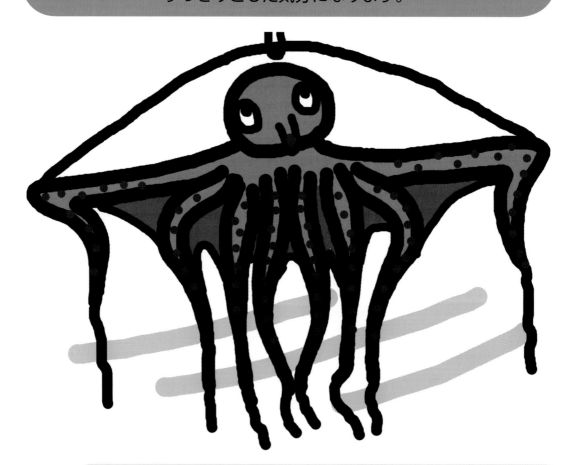

ここが Point

● 手と足を、ゆっくり伸ばすようにします。
● 5数え終わったら、フッと息を吐きましょう。
● 伸ばしているときの、気持ちよさを感じましょう。

54

①

1. 2. 3. 4. 5

右手を上に伸ばしながら、
右足をかかとから
押し出すように伸ばします。
この状態で5数えます。

②

1. 2. 3. 4. 5

今度は左手を上に伸ばしながら、
左足をかかとから
押し出すように伸ばします。
この状態で5数えます。

③

1. 2. 3. 4. 5

3かい

1. 2. 3. 4. 5

右と左の伸ばす動作を、
交互に3回繰り返します。

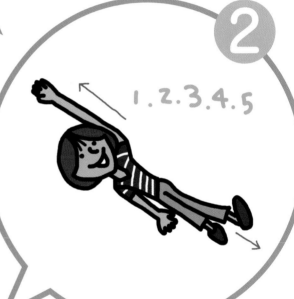

できたら CHECK ☐ ☐ ☐

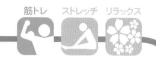

筋トレ　ストレッチ　リラックス

元気よく
腕の三方上げ

体操の目的と効果

腕の筋力がつきます。
肩の筋力がつきます。
肩の柔軟性を保ちます。

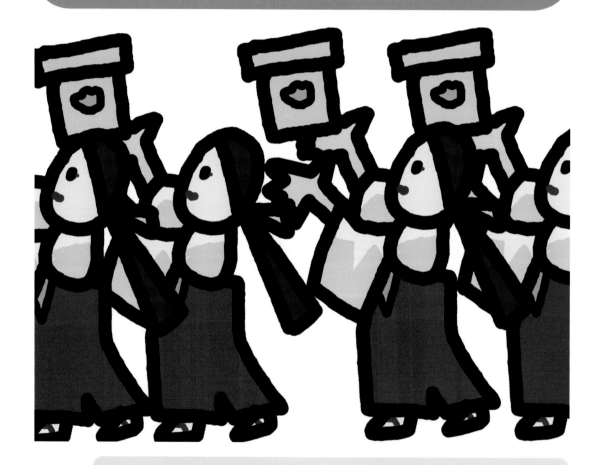

ここが Point

● はじめはゆっくり、休みながら動かしましょう。
● できるだけ肘を伸ばすようにします。
● 慣れてきたら、リズミカルに動かしましょう。

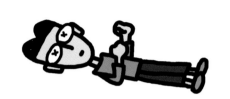

① 肘を曲げて、軽く手を握り、
胸の横に置きます。

② 右手を開くようにしながら、
上に上げて、元に戻します。
次は真上に伸ばして、戻します。
最後は横に伸ばして、戻します。

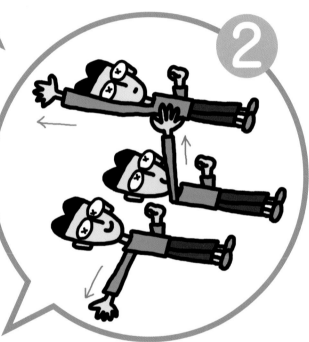

③

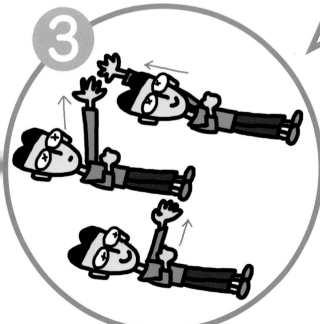

今度は左手も同じように、
三方向へ動かします。
右手と左手の動作を、
交互に３回ずつ繰り返します。

できたら CHECK

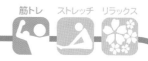

筋トレ　ストレッチ　リラックス

PART.4 ④

ぐるぐるぐるぐる
よく回そう

体操の目的と効果

腕の筋力がつきます。
胸の筋力がつきます。
肩の柔軟性を保ちます。

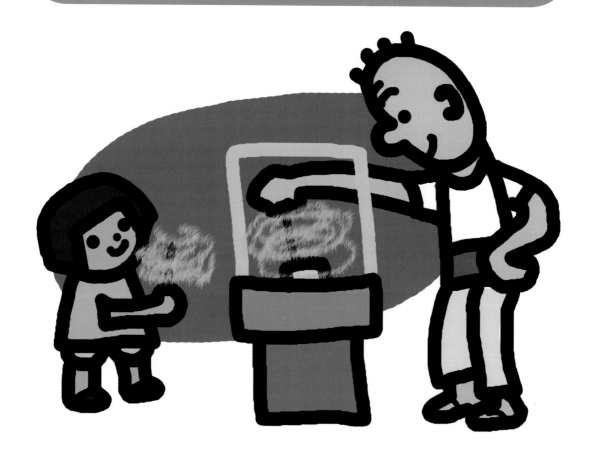

ここが Point

● 肘をしっかり伸ばします。
● 声を出しながら数えましょう。
● 慣れてきたら、少し大きく回してみましょう。

①

肘を曲げて、軽く手を握り、
胸の横に置きます。

②

両手を真上に伸ばします。
10数えながら、
両手をグルグルと外側に回します。

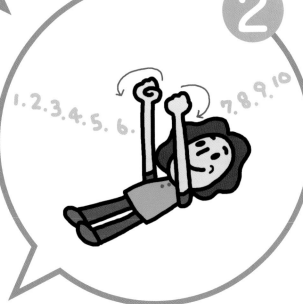

1. 2. 3. 4. 5. 6.　7. 8. 9. 10

③

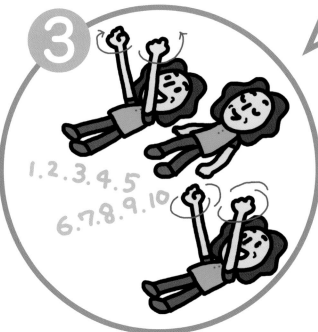

1. 2. 3. 4. 5
6. 7. 8. 9. 10

次は内側に10数えながら、
グルグルと回します。
少し休んでから、
もう1回繰り返しましょう。

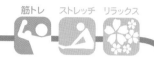
お尻を締めて
うつぶせ足上げ

体操の目的と効果

脚筋力がつきます。
お尻の筋肉がつきます。
背筋力がつきます。

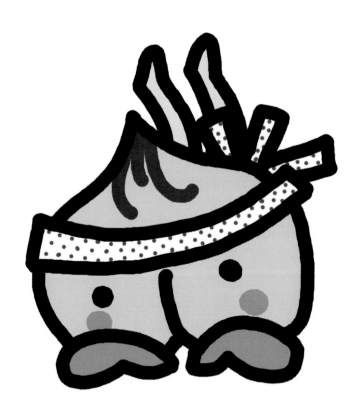

ここが
Point

●膝が曲がらないように、足を上げましょう。
●足を高く上げることより、お尻をしっかり締めることを意識します。
●終わったら、お尻をさすってあげましょう。

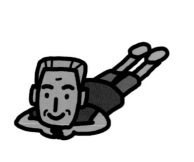

まず、うつ伏せになりましょう。
両手は、あごの下に置きます。

右足を、お尻を締めるようにして
上に上げます。
この状態で5数えます。

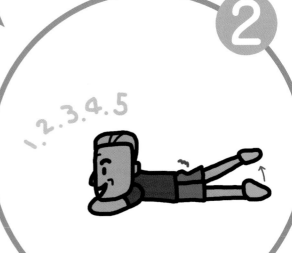

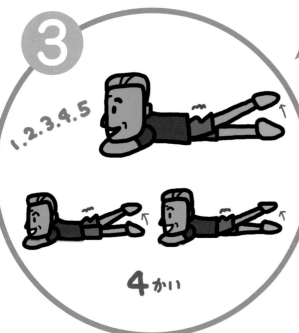

次に、左足を上に上げて、
5数えます。
右足と左足の足上げを、
交互に4回繰り返しましょう。

できたら CHECK ☐ ☐ ☐

61

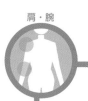

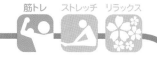

PART.4 ⑥

右と左で
うつぶせ腕伸ばし

体操の目的と効果

腕の筋力がつきます。
背筋力がつきます。
肩の柔軟性を保ちます。

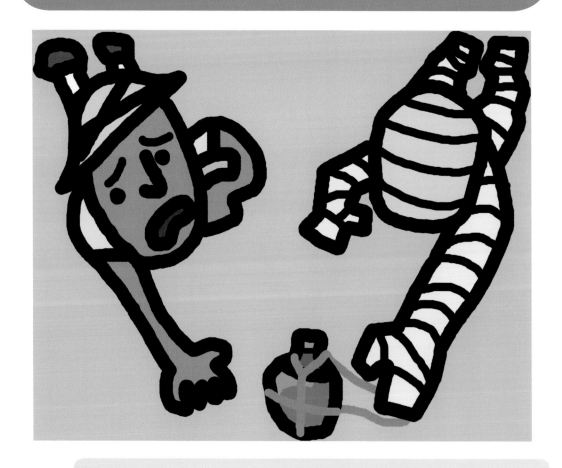

ここが Point

● 肘が曲がらないように、腕を上げます。
● 腕に力が入っていることを感じましょう。
● 終わったら、あおむけになり、手をブラブラと振りましょう。

1

まず、うつ伏せになりましょう。
左手を、あごの下に置きます。
右手は、前に伸ばします。

2

1. 2. 3. 4. 5

前に伸ばした状態で5数えます。

3

1. 2. 3. 4. 5

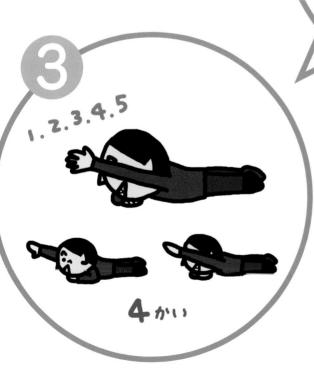

4かい

今度は右手をあごの下に置き、
左手を前に伸ばし、
その状態で5数えます。
右手と左手の腕伸ばしを、
交互に4回繰り返しましょう。

できたら CHECK ☐ ☐ ☐

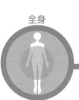
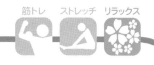
最後はいつもの
腹式呼吸

体操の目的と効果

深い呼吸をすることができます。
気分が落ち着きます。
毎日の生活に取り入れられます。

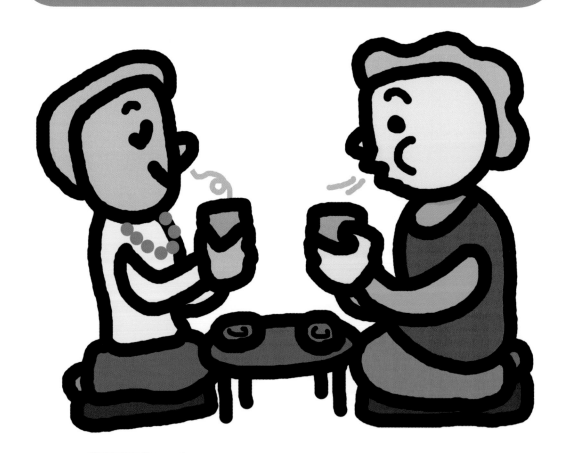

ここが Point

- 息を吸うときは、おなかをふくらませるようにします。
- 息を吐くときは、おなかをへこませるようにします。
- とにかくゆっくり、大きな呼吸を心がけましょう。

1

背筋を伸ばし、
足を軽く開きます。
両手はおなかの上に置きます。

2

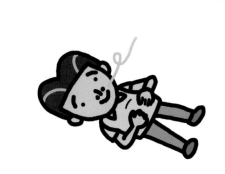

鼻からゆっくり、
息を吸います。

3

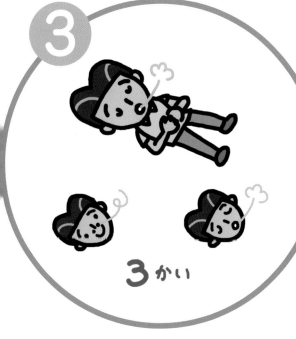

３かい

口からゆっくり、
息を吐き出します。
吸い込み、吐き出すまでを、
３回繰り返しましょう。

できたら CHECK

この本の体操リスト

	タイトル	種類	部位	できたらCHECK
PART・1 ①	おせんべい 焼けたかな		手・腕	☐ ☐ ☐
②	ゆったり 横にゴローン		背・腰	☐ ☐ ☐
③	手と手を押し合って 力相撲		腕・胸	☐ ☐ ☐
④	力いっぱい 両手の綱引き		手の指・腕	☐ ☐ ☐
⑤	ランランランと 自転車こぎ		腹・脚	☐ ☐ ☐
⑥	とっても大事 力強いふくらはぎ		腹・脚	☐ ☐ ☐
⑦	息を吸って吐いて あくびですっきり		全身	☐ ☐ ☐
PART・2 ①	抱え込むように まるくまるく		背・腰	☐ ☐ ☐
②	両足を開き 伸びて三角		脚	☐ ☐ ☐
③	繰り出そう ワンツーパンチ		腕	☐ ☐ ☐
④	床に向かって ギューッと押して		腕・背	☐ ☐ ☐
⑤	両膝を立てて ゆっくりお尻上げ		尻・脚	☐ ☐ ☐
⑥	両腕も使って 軽やかウォーキング		腹・脚	☐ ☐ ☐
⑦	ポンポン 気持ちも弾んでく		首・肩	☐ ☐ ☐

この本に掲載している体操の種類や、体のどの部位を動かす体操なのかがひとめで把握できるリストをつくりました。やり終えたあとのCHECK欄も設けましたので、ぜひ活用してください。

	タイトル	種類	部位	できたらCHECK		
PART・3 ①	ドリルパワーで突き進もう		手首・肩	☐	☐	☐
②	心も体ものーびのび		背・腰	☐	☐	☐
③	両腕でゆっくり開けゴマ		腕・胸	☐	☐	☐
④	手を大きく回してスーイスーイ		肩・腕	☐	☐	☐
⑤	天高く交互に足を伸ばす		腹・脚	☐	☐	☐
⑥	あれあれおへそはどこに		背・腹	☐	☐	☐
⑦	ブラブラブラブラ気持ちいい		全身	☐	☐	☐
PART・4 ①	ぐぐっと手前に忍者の肩入れ		肩・腕	☐	☐	☐
②	手から足まで全身伸ばす		全身	☐	☐	☐
③	元気よく腕の三方上げ		肩・腕	☐	☐	☐
④	ぐるぐるぐるぐるよく回そう		腕・胸・腹	☐	☐	☐
⑤	お尻を締めてうつぶせ足上げ		尻・脚	☐	☐	☐
⑥	右と左でうつぶせ腕伸ばし		肩・腕	☐	☐	☐
⑦	最後はいつもの腹式呼吸		全身	☐	☐	☐

編者紹介

山崎律子（やまざき りつこ）

株式会社余暇問題研究所代表取締役・主席研究員。東京都出身。東海大学大学院体育学研究科修士課程修了（レクリエーション専攻）。1984年に研究所を設立、現在に至る。レクササイズ研修会の主催、地方自治体・民間団体主催の高齢者レクリエーション活動支援法の講演・研修会などに東奔西走。大学・専門学校の非常勤講師、日本レジャー・レクリエーション学会の理事、日本老年行動科学会の常任理事。著書に『参加したくなる介護現場のレクリエーション』（中央法規出版）、『シニア世代のための心も体もすっきり体操』（ミネルヴァ書房／編者）など。

上野幸（うえの ゆき）

株式会社余暇問題研究所取締役・主任研究員。東京都出身。東海大学体育学部社会体育学科卒業（レクリエーション、生涯スポーツ専攻）。1984年、山崎とともに研究所を設立、現在に至る。地方自治体で、青少年から高齢者を対象とした幅広い活動実績をもつ。総合型地域スポーツクラブの理事。著書に『介護予防に役立つ筋トレ体操支援マニュアル』（ミネルヴァ書房／編者）など。

イラストレーター紹介

東郷聖美（とうごう せいみ）

絵本作家。女子美術短期大学油絵専攻卒業。高校時代から映画雑誌の似顔絵を長年担当。絵本に『わたしはせいか・ガブリエラ』『みんなくるくるさかのみち』『ひーじー』（ともに福音館書店「こどものとも」）、『ともこちゃんは銀メダル』（ミネルヴァ書房／細川佳代子・お話）など。

株式会社余暇問題研究所

1984年設立。健康・体力づくり、余暇教育・レクリエーションなどの領域についてのコンサルテーション・指導・調査研究などを手がける。

デ ザ イ ン　大野ユウジ（co2design）
Ｄ　Ｔ　Ｐ　レオプロダクト
企 画 編 集　SIXEEDS

寝ながらできる認知症予防④
1分間 筋トレ&ストレッチ プラス＋

2020年3月10日　初版第1刷発行　　〈検印省略〉
定価はカバーに表示しています

編　　者	山 崎 律 子
	上 野 　 幸
著　　者	余 暇 問 題 研 究 所
発 行 者	杉 田 啓 三
印 刷 者	森 元 勝 夫

発行所　株式会社 ミネルヴァ書房

607-8494 京都市山科区日ノ岡堤谷町1
電話 075-581-5191／振替 01020-0-8076

©SIXEEDS. 2020　　　　モリモト印刷

ISBN978-4-623-08699-3
Printed in Japan